AF589889

ÉTUDE CLINIQUE

SUR UNE FORME

DE

CONTRACTURE INFANTILE

INTÉRESSANT PARTICULIÈREMENT

LES MUSCLES ADDUCTEURS

PAR

SIMARD

Docteur en médecine de la Faculté de Paris.

PARIS

A. PARENT, IMPRIMEUR DE LA FACULTÉ DE MÉDECINE

A. DAVY, successeur

52, RUE MADAME ET RUE MONSIEUR-LE-PRINCE, 14

1883

ÉTUDE CLINIQUE

SUR UNE FORME

DE

CONTRACTURE INFANTILE

INTÉRESSANT PARTICULIÈREMENT

LES MUSCLES ADDUCTEURS

PAR

SIMARD

Docteur en médecine de la Faculté de Paris.

PARIS

A. PARENT, IMPRIMEUR DE LA FACULTÉ DE MÉDECINE

A. DAVY, successeur

52, RUE MADAME ET RUE MONSIEUR-LE-PRINCE, 14

1883

A MON PÈRE ET A MA MÈRE

A MES PARENTS ET A MES AMIS

A MES MAITRES

Témoignage de reconnaissance et de respectueux dévouement.

A MON PRÉSIDENT DE THÈSE

M. LE PROFESSEUR BALL

Membre de l'Académie de médecine.

A MES JUGES

MM. PAJOT, JOFFROY, HUTINEL

ETUDE CLINIQUE

SUR UNE

FORME DE CONTRACTURE INFANTILE

INTÉRESSANT PARTICULIÈREMENT

LES MUSCLES ADDUCTEURS

INTRODUCTION.

Pendant le cours de nos études médicales, nous avons pu observer, à l'hôpital des Enfants, plusieurs petits malades présentant une contracture généralisée. Cette affection, que nous ne savions à quelle cause rattacher, nous avait semblé particulièrement intéressante : qu'il nous suffise, pour établir la difficulté du diagnostic, de citer la réponse que fit Duchenne de Boulogne au père d'un petit contracturé qui était allé le consulter : « C'est, dit-il, un cas de diagnostic extrêmement difficile ».

Un mémoire de M. Onimus (1) et une communication faite par notre ami, M. Launois, à la Société clinique de Paris (2), sont les seules publications dans lesquelles soient

(1) Onimus. De la contracture pseudo-paralytique de l'enfance (Revue mensuelle des Maladies de l'enfance, septembre 1883, p. 395).

(2) Launois. Sur une forme de contracture chez les enfants (Société clinique, 8 nov. 1883).

relatés des faits analogues à ceux qu'il nous a été permis d'étudier.

« Il s'agit, en effet, dit M. Onimus, à qui nous empruntons ce passage, d'un ensemble de symptômes qui ne rentre dans aucun cadre nosologique. Nous avons en vain cherché dans toutes les descriptions d'affections nerveuses qui ont été faites, nulle part nous n'avons trouvé notée une maladie qui présente les caractères principaux de ce que nous nous proposons d'appeler, en nous fondant uniquement sur les symptômes caractéristiques, la contracture pseudo-paralytique. » (Onimus.)

Le relief que ces auteurs ont donné à ce sujet d'études nous a engagé à le choisir pour notre thèse inaugurale, bien que nous ne puissions le traiter d'une façon complète Il nous manque, en effet, un chapitre important : celui de l'anatomie pathologique. Aucune autopsie n'a encore permis de trouver la lésion première, et nous sommes obligé de nous borner, malgré tous nos désirs, à une description symptomatique.

Nous nous proposons donc d'exposer cette contracture dans tous ses détails, puis de tirer des faits que nous allons analyser les conclusions qui nous paraissent logiques. Puisse ce modeste travail, que nous soumettons à l'indulgence de nos maîtres et juges vénérés, nous mériter leur approbation.

Avant d'entreprendre cette étude, nous tenons à remercier notre ami, M. Launois, qui a bien voulu mettre à notre disposition les éléments de ce travail.

Que M. le professeur Ball, qui nous a fait l'honneur d'accepter la présidence de notre thèse, reçoive ici le témoignage public de notre reconnaissance.

SYMPTOMES.

L'ensemble symptomatique que l'on retrouve dans chacune des observations ne se présente pas toujours avec le même complexus ; mais toujours, c'est la contracture qui domine.

L'affection débute à un âge peu avancé ; les parents en remarquent l'existence, et le premier symptôme qui attire leur attention est la difficulté de la marche. Les enfants ne peuvent se tenir sur les jambes ; ils tombent lorsqu'on cesse de les soutenir, et cela lorsque, depuis longtemps déjà, ils devraient courir seuls. Il est probable que ce trouble fonctionnel remonte à une époque très rapprochée de la naissance ; peut-être la maladie est-elle congénitale, et, dans quelques cas d'ailleurs, elle est précédée de convulsions, comme il en est fait mention dans les observations II et VI.

En examinant les enfants couchés, on est frappé tout de suite de la raideur, nous dirions presque de la tétanisation qu'ils présentent. Ce symptôme est encore plus manifeste si on les pose sur les pieds, en les soutenant par les bras.

Les membres inférieurs sont plus ou moins immobilisés par le fait d'une contracture occupant tous les groupes musculaires ; les cuisses sont fortement rapprochées l'une de l'autre ; les genoux sont en contact et, caractère typique, on éprouve toujours une résistance plus ou moins grande lorsqu'on cherche à les séparer. Il est à remarquer aussi que le rapprochement des membres se reproduit dès qu'on cesse de les maintenir écartés.

La contracture peut être, comme l'indique l'observation II, plus marquée d'un côté que de l'autre; dans ce cas, les membres chevauchent: l'un d'eux est alors attiré en arrière, et la cuisse droite, par exemple, repose sur la face antérieure de celle du côté gauche.

Une autre remarque importante que nous avons pu faire, c'est que, dans la majorité des cas, la contracture porte surtout sur les adducteurs de la cuisse. Toutefois, dans l'observation III, qui nous est personnelle, il existait en même temps une flexion permanente des jambes sur les cuisses.

Si nous analysons maintenant les phénomènes observés du côté de la jambe et du pied, nous observons, là encore, la même rigidité musculaire. Le groupe qui est contracturé le plus fréquemment est le groupe des muscles du mollet. Ilexiste en effet une forte saillie à la partie postérieure de la jambe, et le tendon d'Achille se reconnaît facilement au-dessous des téguments qu'il soulève. Le pied se trouve alors fortement étendu sur la jambe, et il en résulte un pied bot équin. Cette déformation du pied est plus manifeste lorsque le petit malade est débout : la face dorsale regarde alors directement en avant; il existe une dépression très marquée à l'union de la face dorsale avec les orteils et, en ce point, on remarque des plis cutanés. La pointe du pied est légèrement tournée en dedans, et tout le poids du corps repose sur la face plantaire des orteils, surtout des troisième, quatrième et cinquième. La partie antérieure du bord externe appuie, elle aussi, sur le sol, tandis que le bord interne en reste plus ou moins distant.

Nous voyons, d'après la description que nous venons

d'en faire, que ce double pied bot équin présente des caractères particuliers, et qu'il doit être distingué des autres pied bots équins qu'ont peut observer chez les enfants. Une fois (observation II) le pied était plat et il y avait tendance à la sub-luxation en dehors. Nous ajouterons enfin que, dans quelques cas, le pied bot était plus marqué d'un côté que de l'autre.

La contracture, disséminée dans les différents groupes musculaires que nous venons d'indiquer, donne aux membres inférieurs une attitude toute spéciale. On pourra s'en rendre un compte exact en consultant la planche que nous avons annexée à notre travail et qui a été faite d'après une photographie que nous devons à l'obligeance de M. Launois. (Elle représente, debout et soutenu au-dessous des aissailles, le jeune N... (Arsène), qui fait le sujet de l'observation I.) Les cuisses sont en contact sur toute l'étendue de la face interne; les rotules sont accolées et chevauchent parfois l'une sur l'autre. Les jambes sont écartées en forme de V renversé, et les pieds, fortement tournés en dedans, reposent, comme nous l'avons dit, sur la pointe des orteils.

Les membres supérieurs sont généralement moins atteints: mais la contracture fait rarement absolument défaut. Tantôt les bras sont écartés du tronc, tantôt, et ceci le plus souvent, il y a flexion de l'avant-bras sur le bras. C'est ainsi que, chez un des malades de M. Onimus, il était difficile d'étendre l'avant-bras; chez un autre, les mouvements d'élévation du bras étaient presque impossibles.

En recherchant du côté de la nuque, du tronc et des lombes, on trouve encore de la contracture plus ou moins prononcée. Si, le malade étant couché sur le dos, on cherche à le soulever en le saisissant par les membres inférieurs, on l'enlève tout d'une pièce, « il semble qu'il soit de bois ».

Une contracture aussi généralisée rend, on le comprend sans peine, la plupart des mouvements difficiles. Les jambes se heurtent l'une contre l'autre, et la marche n'est guère possible qu'à la condition que l'enfant soit soutenu ou trouve un point d'appui résistant; parfois même il est nécessaire de lui tenir les jambes écartées, sans quo, il perd aussitôt l'équilibre.

Du côté des membres supérieurs, les troubles de la mobilité intéressent plus particulièrement les mouvements d'extension de l'avant bras, et ceux d'élévation du bras, qui peuvent être plus ou moins limités. Enfin, « le malade étant étendu, si on lui présente la main et qu'on l'invite à la prendre, il se soulèvre tout d'une pièce et avec beaucoup de peine il atteint son but ». (P. E. Launois).

En un mot, suivant la gravité des cas, les mouvements sont plus ou moins bridés, parfois même complètement abolis ; mais, lorsqu'ils sont encore possibles, il sont souvent incoordonnés, et l'incoordination est d'autant plus grande que le malade s'applique d'avantage à bien faire ces mouvements. (Onimus.)

Toutefois, nous ferons remarquer de suite que nous n'avons pas à faire, là, à une incoordination vraie; c'est plutôt une sorte d'attaque choréique qui cesse dès que l'enfant ne veut plus faire de mouvements.

Lorsqu'on explore les membres avec la main, on sent partout le tissu musculaire dense et contracturé. Il n'existe pas d'atrophie, et la fibre musculaire n'est point remplacée par du tissu adipeux, comme cela s'observe dans certaines maladies de l'enfance, telles que l'adipose luxuriante et la paralysie pseudo-hypertrophique. Les tendons sont saillants comme des cordes sous la peau. Nous avons déjà noté la saillie formée par le tendon d'Achille; nous signalerons encore celles que forment les attaches supérieures des adducteurs de la cuisse, et les insertions inférieures des fléchisseurs de la jambe (biceps, demi-tendineux, demi-membraneux).

Il était important de rechercher l'état de la contractilité électro-musculaire. Or, appliquant sur un des muscles deux électrodes placés, l'un à la partie supérieure, l'autre à la partie inférieure, ou encore l'un vis-à-vis de l'autre, on a remarqué que le muscle se contractait sous l'influence du courant électrique. D'après les deux auteurs que nous avons déjà eu l'occasion de citer, la contratilité électro-musculaire était non-seulement conservée, mais normale.

Les réflexes, et plus particulièrement le réflexe rotulien, présentent une exagération considérable. Si, d'un autre côté, on applique la main sous la plante du pied et qu'on exerce une légère pression, on détermine très rapidement une trépidation épileptoïde. L'épilepsie spinale se retrouve des deux côtés avec la même intensité; elle peut être cependant plus marquée dans un membre, et, ce qu'il y a de caractéristique, c'est qu'elle persiste un certain temps après l'application de la main. Un léger chatouillement de la plante des pieds, le contact du sol, lorsqu'on met le malade debout, la réveillent parfois aussi.

Il est encore un caractère particulier qui a été signalé par M. Launois, c'est la persistance de l'épilepsie spinale pendant le sommeil anesthésique. L'un de ses malades avait été endormi afin que l'on pût faire la section de plusieurs tendons; l'anesthésie avait été obtenue par le chloroforme, et la contracture persistait néanmoins, un peu moins marquée, il est vrai, alors que l'on aurait pu s'attendre à une résolution musculaire complète. On rechercha alors l'épilepsie spinale, et l'on constata qu'elle avait conservé les mêmes caractères qu'à l'état de veille.

Les organes des sens semblent avoir conservé tous leurs attributs physiologiques. La vue et l'ouïe sont normales; le regard cependant présente une fixité particulière. Une fois il existait du strabisme; on n'a pas noté le nystagmus.

En explorant la sensibilité, on peut trouver différentes modifications. Chez quelques malades elle est conservée dans toute son intégrité; chez d'autres, elle est modifiée ou abolie dans une étendue plus ou moins grande. Voici ce qu'écrit M. Onimus à ce sujet : « Presque toujours il existe de l'anesthésie d'un côté; elle est plus prononcée aux membres inférieurs. L'anesthésie était croisée dans un cas.»

Les sphincters ont conservé leurs réflexes, c'est-à-dire qu'il n'existe ni paralysie de la vessie, ni paralysie du rectum. Toutefois, leur tonicité est de courte durée ; le besoin est pressant et doit être satisfait de suite. Si on tarde, l'enfant urine dans ses vêtements ou dans son lit : nous pourrions en dire autant de la défécation.

L'intelligence est ordinaire. Dans quelques cas, il est vrai elle était peu développée; mais il s'agissait d'enfants ayant fait dans leur lit un séjour assez prolongé et qui avaient peu vu. Sans empiéter sur le chapitre du diagnostic, nous croyons pouvoir dire que les facultés intellectuelles étaient bien supérieures à celles que l'on a l'habitude d'observer dans l'idiotie.

La parole est en général lente et saccadée; on aurait même observé du bégaiement, mais toujours les malades répondaient aux questions qui leurs étaient adressées et pouvaient demander ce dont ils avaient besoin.

Nous ne dirons que peu de choses des autres fonctions qui ont conservé toute leur intégrité. L'appétit est bon, la digestion facile; le cœur et les poumous ne présentent rien de particulier. La nutrition générale se fait d'une façon normale et même la plupart des enfants présentaient un développement physique supérieur à celui d'enfants du même âge. C'est ainsi que dans les faits rapportés par M. Onimus, un enfant, âgé de huit ans, paraissait en avoir dix, et un autre, âgé de quatorze ans, semblait en avoir seize.

On pourrait s'attendre à trouver chez les malades différents troubles trophiques, intéressant soit la peau, soit le tissu cellulaire ou les articulations. En analysant les différentes observations, nous n'avons trouvé qu'une fois un épaississement de téguments et du tissu cellulaire sous-jacent occupant la région du mollet. Les articulations ont perdu leurs mouvements, il est vrai, par le fait de la rigidité des muscles du voisinage, mais elles ne présentent aucune altération et, s'il existe parfois des modifications dans les rapports réciproques des surfaces articulaires, on peut, après une ou plusieurs sections tendineuses, rendre à la jointure son attitude normale.

Les différents symptômes que nous venons d'analyser (contracture, exagération des réflexes, anesthésie pour ne citer que les principaux), peuvent se rencontrer tous chez le même malade, et constituer ce qu'on pourrait appeler la forme type de la maladie que nous étudions. Toutefois, ils peuvent être dissociés : la contracture, par exemple, qui ne manque jamais, peut occuper un nombre plus ou moins considérable de muscles; elle peut également être plus marquée d'un côté que de l'autre. Aussi, pourrait-on décrire sinon plusieurs formes, du moins plusieurs degrés de l'affection.

La marche de la maladie présente une très grande lenteur : ainsi, les enfants qui avaient été examinés à l'âge de deux ou trois ans ont été revus plus tard, alors qu'ils avaient atteint celui de douze et quatorze ans, et il n'existe point encore d'observation où ait été relatée la mort. Mais les mouvements deviennent de plus en plus difficiles, et il arrive un jour où les petits malades sont obligés de garder le lit.

ÉTIOLOGIE.

L'étiologie serait sans doute un chapitre intéressant à développer ; mais là encore, comme dans beaucoup d'autres affections de l'enfance, il est difficile, pour ne pas dire impossible, de trouver la cause première de la maladie.

On a cherché chez les parents l'existence de troubles nerveux : on n'en a point trouvé. Les recherches au point de vue de la syphilis n'ont pas été plus fructueuses. Il n'en est pas de même de l'alcoolisme : dans plusieurs cas on l'a trouvé assez nettement indiqué. Dans les uns, le père seul faisait des excès de boissons ; dans d'autres, le père et la mère étaient entachés d'éthylisme. Dans le cas qui nous est personnel, le froid semble avoir été très nettement la cause productrice de la lésion qui a présidé à l'évolution de la maladie.

Nous ne nous étendrons pas davantage sur ce chapitre de l'étiologie, bien qu'il soit possible de faire à ce sujet différentes hypothèses et de discuter, par exemple, si l'affection est congénitale, ce dont nous ne sommes pas convaincu, ou si elle succède à une altération des centres nerveux. Nous nous proposons d'étudier ce dernier point dans le chapitre suivant.

PATHOGÉNIE.

Nous avons déjà dit qu'il n'existait pas d'autopsie, et que par conséquent il nous était impossible de traiter le chapitre important de l'anatomie pathologique. Mais l'absence de lésions constatées *de visu* ne doit pas, croyons nous, nous empêcher d'étudier la pathogénie de l'affection qui nous occupe.

Procédant ainsi qu'on l'a fait bien avant nous, au sujet des maladies de la moelle par exemple, nous nous baserons sur les symptômes observés pour interpréter les rapports pathogéniques qui relient les manifestations morbides et la lésion probable. M. Onimus a traité ce rapprochement avant nous, et voici comment il l'établit :

Une analyse minutieuse des phénomènes observés dans la forme de contracture infantile que nous étudions, autorise à supposer, dit-il, que les lésions qui déterminent cet ensemble symptomatique ont pour siège la partie qui sépare le cerveau et ses annexes de la moelle.

Cette assertion repose d'ailleurs sur des expériences physiologiques consistant à exciter par piqûre une partie de l'isthme encéphalique chez des animaux, et au moyen desquelles il est parvenu à reproduire des phénomènes qui ont de l'analogie avec les faits pathologiques que nous avons signalés.

Ce physiologiste étudie d'abord les effets de l'ablation totale des hémisphères cérébraux. Dans ce cas, « l'attitude de l'animal est plus normale qu'à l'état normal », car les mouvements, n'étant modifiés par aucune influence psychique, ont plus de régularité et, de plus, ils sont fatalement, forcément les mêmes après chaque impression.

Etudiant ensuite les effets de l'ablation du cervelet, cet auteur constate que les mouvements, quoiques conservés, ne sont plus comme tout à l'heure amples et bien coordonnés ; mais qu'ils se font par secousses, les membres étant mus comme par un ressort rigide. De plus, l'animal titube.

Jusqu'ici nulle contracture ; mais sitôt qu'une irritation, si légère qu'elle soit, est portée sur l'isthme de l'encéphale, le tableau change : on observe alors les phénomènes suivants dont nous empruntons à M. Onimus la description que nous reproduisons *in extenso* :

« L'animal n'a plus le même maintien, même à l'état de repos ; il penche d'un côté ou de l'autre, selon le côté ou la lésion a été faite. Tous les muscles de ce côté sont alors plus ou moins contracturés, les membres sont ramassés près du corps. Il n'existe aucune paralysie dans ces membres, mais les mouvements sont limités et comme bridés et se font d'une façon spasmodique, et, si l'animal fait de grands efforts, ils deviennent incoordonnés.

Chez les mammifères, on ne s'aperçoit pas toujours de l'état de contracture, mais ce phénomène est plus facile à étudier chez les animaux qui peuvent être placés dans l'eau.

Chez ceux-ci, la pesanteur plus grande de ces régions est un signe très net de la contracture, et, quoique, en réalité, le fait suivant soit assez difficile à expliquer, il est d'une constance remarquable, Tout animal aquatique, dont l'isthme encéphalique a été irrité, devient plus lourd et tend à tomber au fond de l'eau. Ainsi, la grenouille, chez laquelle on a enlevé uniquement les deux lobes cérébraux, placée dans l'eau, reste forcément à la surface, et le côté droit est absolument au même niveau que le côté gauche. Mais si, sur cette même grenouille, ou sur une autre dont les lobes cérébaux sont intacts, on vient à piquer légèrement la partie supérieure de l'isthme encéphalique d'un côté, aussitôt la moitié correspondante du corps tend a tomber au fond de l'eau, et les membres de ce côté ne peuvent jamais être de niveau avec ceux du côté opposé.

Nous avons observé des phénomènes analogues chez des oiseaux. Chez des oies et chez des canards, en piquant du côté des pédoncules cérébelleux, l'animal, mis dans l'eau, plonge plus profondément d'un côté, et la différence est quelquefois de plusieurs centimètres. En même temps, la patte de ce côté est plus ramassée, la cuisse est fléchie, et le cou est tordu sur lui-même. Pendant la marche ou les tentatives de marche, le corps est entraîné dans le sens de la contracture la plus forte, comme l'animal, surtout dans l'eau, est attiré d'un côté, au point même que ce côté devient comme l'axe des mouvements et que quelquefois ceux-ci ne peuvent plus se faire en ligne droite; il y a un roulement de l'animal sur lui-même. Les extrémités des membres, de plus, ont comme une apparence de pied bot par exagération de la tonicité musculaire (Onimus). »

L'attitude de ces différents animaux rappelle assez bien, on peut en convenir, celle des petits malades contracturés.

Or, qu'indique l'ensemble de ces phénomènes, si ce n'est une excitation des centres locomoteurs ?

Ce point étant acquis, si l'ablation du cerveau ne fait que rendre les mouvements de l'animal en expérience plus réguliers, il est certain qu'il existe en dehors des hémisphères cérébraux des « centres locomoteurs ».

Que l'un de ces centres éprouve une irritation et, aussitôt, il y a exagération des mouvements et contracture plus ou moins prononcée.

Or, comme l'a si nettement démontré M. Brown-Sequard, et comme l'a déjà prouvé M. Onimus, en 1871, des lésions, même très légères et très circonscrites, du système nerveux, engendrent un état durable d'irritation, d'où naît, soit directement, soit par action réflexe, une contraction tonique dans certains groupes musculaires.

Si donc on voulait maintenant, par une comparaison des résultats de l'expérimentation avec ce qui se passe dans notre espèce, donner à la maladie qui fait le sujet de notre travail une dénomination basée sur l'anatomie et la physiologie, on devrait, avec M. Onimus, proposer celui d'irritation de l'isthme de l'encéphale.

Telle est la conclusion logique à laquelle conduisent les expériences de cet auteur.

Qu'il nous soit permis, à côté de ces expériences, d'en rapporter d'autres à peu près analogues et qui conduisent aux mêmes conclusions.

Nous les résumerons ainsi :

« Si on enlève entièrement le cerveau à un poisson, sans toucher à la protubérance, il nage comme si son cerveau était intact. Une grenouille, dans les mêmes conditions expérimentales, reste immobile dans son attitude normale; si on l'excite, elle fait un saut, puis reprend sa première attitude; si on la jette dans l'eau, elle nage jusqu'à ce qu'elle rencontre un obstacle. Un pigeon privé de son cerveau, se tient debout; l'excite-t-on, il fait quelques pas; jeté en l'air, il ouvre les ailes et exécute les mouvements du vol jusqu'à ce qu'il tombe à terre. Mais, si l'on détruit la protubérance sur un animal, il est incapable de se tenir debout et de faire un mouvement. »

Ces expériences prouveraient, comme celles de M. Onimus, que le cerveau n'est pas indispensable pour les mouvements de la locomotion, et que, de plus, la protubérance est le siège de cette fonction.

D'autre part, M. le professeur Damaschino a vu et étudié les petits malades, dont l'histoire a été rapportée par M. Launois à la Société clinique. Nous empruntons à ce dernier auteur les lignes qui suivent et qui sont le résumé de la communication que lui a faite son maître :

« L'existence d'une lésion intéressant les cordons latéraux de la moelle me semble indéniable, et je ne pense pas que, dans deux de ces faits au moins, on ait eu à faire à de simples plaques de sclérose spinale. Il me paraît bien plus probable qu'il s'agit d'une altération systématique de ces cordons, altération dont le point de départ doit être recherché, soit dans la moelle, soit dans l'encéphale, mais dont la nature ne peut actuellement être précisée en l'absence de toute constatation anatomo-pathologique. »

Nous nous trouvons donc en présence de deux interprétations différentes. D'un côté, l'isthme de l'encéphale serait seul intéressé ; de l'autre, l'altération serait placée dans la moelle, qu'elle y ait pris naissance, ou bien qu'elle ait son point de départ dans l'encéphale.

Les expériences que nous avons rapportées, et d'après lesquelles les centres locomoteurs seraient localisés dans l'isthme de l'encéphale, sont très séduisantes et paraissent concluantes au point de vue de la possibilité des mouvements sans participation du cerveau.

D'autre part, dans aucune description des maladies nerveuses, soit de l'encéphale, soit de la moelle, nous n'avons trouvé d'observations analogues à celles que nous avons réunies.

Pour ces différentes raisons, nous nous croyons donc autorisé a dire, tout en faisant les réserves que commande notre peu de compétence, que ni les centres nerveux encéphaliques, ni la moelle ne sont exclusivement intéressés ; mais que, vu l'existence, au début même de l'affection, de plusieurs symptômes, notamment les convulsions qui ont été relatées dans plusieurs faits, il s'agit d'une altération primitive des centres encéphaliques, et que secondairement les cordons latéraux de la moelle ont été atteints, subissant alors une dégénérescence secondaire analogue à celle que l'on observe dans bon nombre de maladies des centres nerveux.

On comprendra nos réserves et notre désir de voir ce coin encore obscur éclairci par les données de l'anatomie pathologique.

Reste à déterminer de quelle nature est cette altération. S'agit-il d'une sclérose, comme le suppose M. Onimus ? Nous préférons ne pas trancher cette question, n'ayant pas les éléments de sa solution. Nous aimons mieux aussi nous passer de cette étiquette anatomique vague d'irritation encéphalique, et continuer, jusqu'à nouvel ordre, à ne désigner cette maladie que par sa manifestation principale : « la contracture ».

DIAGNOSTIC.

Nous avons dit avec M. Onimus, dans l'introduction, que la contracture infantile, désignée par cet auteur sous le nom de contracture pseudo-paralytique infantile, présentait un ensemble de symptômes qui ne peut rentrer dans aucun cadre nosologique, d'où il semblerait résulter que le diagnostic doit toujours être facile. Il n'en est rien, car à côté des quelques signes caractéristiques de cette affection, il existe d'autres symptômes secondaires qui, en plus ou moins grand nombre, lui sont communs avec d'autres maladies nerveuses de l'enfance, telles que la sclérose en plaques, l'ataxie héréditaire, la paralysie atrophique, la chorée, l'hydrocéphalie, la tétanie chronique, l'idiotie, la sclérose cérébrale, et avec lesquelles on pourrait la confondre lorsque ces affections se présentent sous des formes dissociées ou incomplètes.

Nous allons étudier les caractères qui permettent d'établir le diagnostic différentiel.

Sclérose en plaques chez les enfants. — Cette affection est d'autant plus facile à confondre avec la contracture infantile, qu'elle est encore loin de présenter un ensemble symptomatique net, caractéristique et bien connu, et cela, faute de documents.

Il existe, en effet, dans la science un nombre relativement très restreint de cas de sclérose en plaques infantile. M. le professeur Charcot en a observé un sur un enfant de 14 ans. M. le professeur Jaccoud en rapporte dans son Traité de pathologie trois observations empruntées à d'autres auteurs et dont il fait une simple mention. M. Marie (1) en conteste d'ailleurs l'interprétation. En fait, il n'existe en France que le cas de M. Charcot et quelques observations tirées de la littérature étrangère par M. Marie : elles appartiennent au mémoire de *Ten Kate Hœdemaker* et à plusieurs auteurs anglais.

C'est à ces auteurs que nous empruntons les symptômes que nous allons comparer à ceux de la contracture infantile.

La notion étiologique a peu de valeur, comme pour toutes les maladies du système nerveux en général; cependant, on a noté, assez souvent pour que le fait ait plus de signification qu'une simple coïncidence, l'existence antérieure d'une maladie générale, fait qui n'a pas été observé pour la contracture infantile. Schüle a vu la sclérose se développer chez un enfant qui avait eu, un an auparavant, une jaunisse avec albuminurie. Pollard l'a vue évoluer pendant la convalescense d'une scarlatine. Ce caractère secondaire de la sclérose en plaques infantile concorde bien avec ce que l'on sait de l'étiologie de la sclérose de l'adulte.

Une maladie infectieuse antécédente aurait donc une influence réelle sur le développement ultérieur de la sclérose et, s'il faut en croire Marie, en voici l'explication, qui paraît assez probable : « Les agents infectieux ou les produits qui en résultent, entraînés par la voie des lymphatiques jusque dans les centres nerveux, y détermineraient une irritation suffisante pour former à la longue du tissu scléreux. »

Sans nous attarder à discuter ce point de pathogénie qui

(1) Marie. De la sclérose chez les enfants (Revue de médecine, 10 juillet 1883).

nous ferait sortir de notre sujet, nous enregistrerons donc ce fait important : la sclérose en plaques est souvent précédée d'une maladie générale grave.

L'influence de l'hérédité nous paraît douteuse au point de vue des services qu'elle peut rendre pour établir un diagnostic différentiel. Bien qu'on ait signalé avec une certaine insistance l'arthritisme des ascendants en faveur de la sclérose chez les enfants, nous pensons que les antécédents héréditaires de la contracture infantile sont encore trop obscurs pour qu'on puisse tirer de la comparaison de l'hérédité dans les deux affections des signes diagnostics suffisamment précis.

Si nous passons maintenant à l'étude plus importante des symptômes, nous verrons que le tableau de la sclérose en plaques chez les enfants diffère sensiblement de celui de la contracture infantile, malgré les signes communs qui peuvent donner à ces deux affections une analogie plus apparente que réelle.

En effet, que voyons-nous dans la sclérose en plaques ? Nous remarquons tout d'abord de la parésie et un tremblement qui débute, tantôt par les membres supérieurs, tantôt, et plus fréquemment, par les membres inférieurs.

Ce tremblement s'étend, dans certains cas, à l'extrémité céphalique et y produit alors des mouvements d'oscillation assez accentués. De plus, il n'a lieu qu'à l'occasion des mouvements volontaires ; il est tout à fait exceptionnel de l'observer en dehors de cette circonstance, et Schüle (1), qui en rapporte un cas, ne l'a noté que d'une façon transitoire.

Au tremblement s'ajoutent des phénomènes oculaires

(1) Mémoire de Marie. Revue de médecine, 1883.

très importants : ainsi, on a noté le strabisme six fois sur quatorze, presque toujours de la diplopie, au moins passagère; presque constamment aussi, le mystagnus, une fois du ptosis. Les troubles de la parole, quoique fréquemment légers, sontparfoisassez intenses pour la rendre complètement inintelligible ; ils s'accompagnent de mouvements fibrillaires occupant le dos de la langue et parfois les lèvres, et le syndrome « paralysie labio-glosso-laryngée » a été observé.

Les *troubles cérébraux* occupent ici une place importante. La plupart du temps, des phénomènes psychiques, consistant tantôt en une simple inégalité d'humeur avec irritabilité exagérée, tantôt enfin en une diminution sensible de l'intelligence, ont été mentionnés par les auteurs. Souvent l'aggravation de ces troubles a été progressive et rapide, et la mémoire a rapidement diminué. Dans un cas rapporté par Schüle, l'imbécillité était complète. Une fois, les manifestations cliniques de la paralysie générale progressive se sont associées à celles de la sclérose en plaques disséminées. Enfin, nous devons signaler l'existence, rare il est vrai, d'attaques épileptiformes ou apoplectiformes. Par contre, les convulsions sont assez fréquentes : dans six cas elles ont été observées, soit au début, soit dans le cours de l'affection. Mais nous ne pouvons trancher la question de savoir si quelques-unes étaient ou n'étaient pas l'expression de la modification des centres nerveux, qui aboutit ordinairement à la production de ces attaques apoplectiformes ou épileptiformes chez l'adulte.

Dans un cas de Dreschfeld (1), il existait de l'épilepsie

(1) Voir Mémoire de Marie. Revue de médecine, juillet 1883.

spinale. Dans un autre, rapporté par Bristowe (1), les réflexes rotuliens étaient exagérés.

La sensibilité, généralement normale, peut parfois, comme dans la contracture, être abolie ou diminuée. Pollard (2) et Dreschfeld ont signalé une légère diminution de la sensibilité, limitée dans un cas aux membres inférieurs, et Schüle a observé une anesthésie générale tout à fait transitoire.

Ainsi donc, l'épilepsie spinale, l'exagération du réflexe rotulien, les troubles de la parole et de la sensibilité sont autant de signes communs aux deux maladies. Mais, ce qui frappe le plus dans l'ensemble symptomatique de la sclérose en plaques, c'est le tremblement pendant les mouvements volontaires, les phénomènes oculaires et les symptômes cérébraux, signes bien faciles à opposer à ceux de la contracture infantile que nous résumerons en rappelant que dans cette dernière affection :

1° Il y a une contracture spéciale qui détermine une attitude particulière et se traduit par la résistance que l'on éprouve lorsqu'on cherche à séparer les membres inférieurs.

2° Il n'existe pas de tremblement ni de phénomènes oculaires (bien qu'on ait observé une fois du strabisme).

3° La parole est moins troublée et l'intelligence beaucoup moins affaiblie que dans la sclérose en plaques.

Ataxie héréditaire. — La maladie que Friedreich a décrite sous le nom d'ataxie héréditaire et, qui depuis, a été l'objet d'un travail très complet de la part de M. Brousse (3), pourrait, dans une certaine mesure, en imposer pour une

(1) Voir Mémoire de Marie. Revue de médecine, juillet 1883.

(2) Id.

(3) Thèse du doctorat. Montpellier, 1882.

contracture infantile. Les symptômes ont été résumés par M. Marie dans le mémoire que nous avons déjà eu l'occasion de citer : nous lui empruntons les éléments du parallèle que nous allons étudier entre la contracture et l'ataxie héréditaire.

Dans cette dernière affection, le caractère ataxique des troubles moteurs constitue le symptôme qui frappe tout d'abord.

Au début, ce sont plus particulièrement les mouvements des jambes, puis ceux des bras qui sont désordonnés.

Pendant la marche, les jambes se prennent l'une dans l'autre, et les malades sont obligés de se tenir aux meubles. Fréquemment les troubles moteurs sont plus prononcés d'un côté. Dans les premières périodes, l'ataxie ne survient qu'à l'occasion des mouvements : les malades peuvent rester assis ou se tenir debout sans rien présenter d'anormal ; mais à un degré plus avancé, l'équilibre est troublé, même à l'état de repos : à l'ataxie locomotrice vient se joindre l'ataxie statique. Il n'y a d'abord aucune apparence de paralysie ; ce n'est qu'à une période très avancée de la maladie qu'on voit les forces musculaires s'affaiblir de plus en plus, et survenir des états paralytiques qui empêchent le malade de marcher mais non de remuer les jambes dans son lit. — Les troubles de la parole commencent de cinq à dix ans après ceux des extrémités : c'est d'abord une difficulté dans la prononciation, puis l'incompréhensibilité, bien que les mouvements de la langue aient conservé toute leur liberté.

Le nystagmus se montre très tard. Les troubles de la sensibilité n'existent pas dans cette sorte de tabes. Les réflexes cutanés ont généralement été trouvés normaux ; quant aux réflexes patellaires, ils manquaient dans les deux seuls cas où ils aient été recherchés. Les troubles cérébraux font à peu près défaut, et les nerfs crâniens, autres que l'hypoglosse, ne sont jamais atteints.

Telle est la description de l'ataxie héréditaire basée sur la description de Friedreich, Pick et Kalher, Kellog et enfin Brousse. Elle est bien différente de celle de la contracture infantile, puisque dans cette dernière affection il n'existe pas une incoordination vraie, mais une gêne des mouvements par raideur musculaire. La contracture seule, d'ailleurs, si bien marquée aux extrémités inférieures, permet de différentier les deux affections ; et un autre point qui a une grande valeur, à notre avis, c'est qu'il n'existe pas chez les parents de nos malades d'affection nerveuses, tandis que l'ataxie observée chez les enfants est, d'après les auteurs que nous avons cités, une maladie héréditaire.

Paralysie atrophique infantile. — On pouvait, étant donnée l'impotence fonctionnelle, croire à la paralysie infantile. « Ce n'est qu'un examen superficiel des muscles qui peut conduire à cette erreur ; » car, alors même qu'il y a paralysie dans l'acception la plus large de ce mot, on ne trouve aucun groupe musculaire, ni aucun muscle atrophié.

L'aspect du malade, sa manière de se tenir, la forme du pied-bot, tout est différent. Tandis que dans la paralysie infantile il y a flaccidité des membres et relâchement des articulations, dans la contracture pseudo-paralytique infantile, il y a, nous ne pouvons assez le répéter, de la raideur même dans l'aspect général, et tous les muscles donnent une sensation, au toucher, de fibres saines et vigoureuses. Il suffit de chercher à étendre les doigts et surtout l'avant-bras sur le bras, ou pour les membres inférieurs, de chercher à séparer les cuisses, pour qu'aussitôt la résistance plus ou moine grande que l'on éprouve fasse connaître qu'il n'y a aucun paralysie proprement dite, mais un état pseudo-paralytique avec raideur musculaire. » (Onimus).

Chorée. — Les mouvements spasmodiques de la chorée ressemblent assez à ceux qui se produisent parfois dans la contracture infantile, lorsque le petit malade veut accomplir un acte ; mais leur persistance, même pendant le repos, leur absence de but, la participation des muscles de la face et de la langue dans la première de ces affections, seront des signes suffisants pour ne pas s'en laisser imposer.

L'hydrocéphalie ne peut davantage être invoquée comme cause des phénomènes observés dans la contracture infantile, bien que dans un cas que nous rapportons plus loin et que nous emprunterons à M. Onimus, un médecin, appelé tout-à-fait au début de l'affection, l'ait diagnostiquée.

La tête de nos malades présentait une conformation ordinaire, les sutures étaient ossifiées et le crâne n'était nullement disproportionné.

Dans les traités classiques des maladies de l'enfance, on trouve décrite une forme spéciale de *tetanie*, qui, par sa chronicité, semblerait à première vue se confondre avec l'affection qui nous occupe.

Il est d'observation en effet, dans quelques cas, qu'après des phénomènes aigus, la tétanie persiste et traîne en longueur; mais lorsqu'elle revêt cette forme, elle ne survient qu'à une époque assez éloignée de la naissance et dans des conditions particulières sur lesquelles nous ne croyons pas devoir insister plus longtemps.

L'*Idiotie* peut, dans certains cas, présenter des déformations des membres qui se rapprocheraient un peu de celles que nous avons observées ; dans la contracture infantile nous avons pu nous en convaincre dans un fait qu'il nous a été donné de voir à l'hôpital des Enfants Malades, dans le service de M. Archambault. Mais les troubles cérébraux étaient comme ils le sont toujours, c'est-à-dire très marqués ; or nous avons déjà dit que chez nos malades l'intelligence était moyenne ; ils se souviennent et ils raisonnent.

L'absence des troubles intellectuels dans la contracture infantile servira également à différentier cette affection de la *sclérose cérébrale*, dont M. Jules Simon s'est occupé à plusieurs reprises dans son enseignement clinique à l'hôpital des Enfants. Les malades qu'il a présentés comme types n'avaient d'ailleurs ni contracture, ni exagération des réflexes.

TRAITEMENT.

Nous ne croyons pas devoir étudier, dans un chapitre spécial, le pronostic de cette affection qui est éminemment chronique, ainsi que le démontre l'âge relativement avancé de quelques-uns de nos petits malades ; ainsi, l'un avait quatorze ans, l'autre douze, et chez tous deux, le début de l'affection remontait aux premières années de la vie.

Tout ce que nous pouvons dire, c'est que les mouvements deviennent de plus en plus difficiles, la contracture se généralise et les sujets, devenus impotents, sont obligés de garder le lit.

Différentes méthodes de traitement ont été employées ; on a utilisé, dans quelques cas les, mercuriaux, l'iodure de potassium, les différents bromures, l'arsenic. L'hydrothérapie ne semble avoir donné que de mauvais résultats. L'électrisation amena, dans un cas, une amélioration qui fut d'ailleurs passagère. Dans d'autres, on s'est borné à corriger les déformations et, pour cela, on a eu recours aux sections tendineuses multiples, après quoi on a, à l'aide d'appareils, pratiqué l'extension et maintenu le membre dans la rectitude qu'on cherchait à lui donner.

Mais, nous nous hâtons de le dire, aucun traitement n'a fourni de bien bons résultats, et on a réussi tout au plus a corriger les attitudes vicieuses.

OBSERVATIONS.

OBSERVATION I.

(Recueillie par M. P.-E. Launois, interne des hôpitaux).

Le jeune N., Arsène, âgé de six ans, est couché au n° 20 de la salle Saint-Côme, à l'hôpital des Enfants.

Les parents, qui n'ont jamais été malades, racontent que leur enfant n'a jamais pu marcher. On s'est aperçu de son impotence fonctionnelle en le posant sur les pieds et en cherchant à lui faire remner les jambes.

Il a été nourri au sein, n'a jamais eu de maladie grave, et nous n'avons noté aucun antécédent héréditaire.

En l'examinant couché, on est frappé de la raideur qu'il présente, raideur qui a envahi tous les muscles et plus particulièrement ceux des membres. La tête, qui ne présente rien d'anormal, ni dans son volume ni dans la conformation des os, est légèrement projetée en avant, et comme immobilisée par la raideur du cou. Il n'existe aucun trouble apparent dans la motilité de lèvres et de la langue. Lorsqu'on fait parler l'enfant, on observe un bégaiement qui est plus marqué lorsqu'il a peur.

Il n'y a pas de troubles du côté de la vision.

Les bras sont légèrement écartés du thorax, et les mouvements d'élévation sont presque impossibles.

Il existe une légère flexion de l'avant-bras sur le bras.

Les doigts ont conservé une certaine mobilité qui permet à l'enfant de se servir de ses mains pour manger et pour jouer.

Du côté des membres inférieurs, on voit que les cuisses

sont en contact par leur face interne jusqu'au niveau du genou, les deux rotules se touchent, et celle du côté droit est un peu plus saillante que celle du côté gauche. Les jambes sont écartées et forment un V à angle supérieur ; le pied, est étendu sur la jambe et sa pointe est fortement tournée en dedans.

Il n'y a pas de troubles de la sensibilité, et les sphincters ont conservé toute leur tonicité.

Le réflexe du genou ,est assez difficile à déterminer à cause de la raideur articulaire qui est le fait de la contracture. L'application de la main, un léger chatouillement de la plante du pied, déterminent très facilement un tremblement épileptoïde qui s'étend à la totalité des membres inférieurs. La contractilité électro-musculaire est normale.

Lorsqu'on place l'enfant debout, il conserve cette attitude que nous venons de décrire. Comme l'indique la planche que nous avons annexée à notre travail, tout le poids du corps porte sur l'avant-pied et plus particulièrement sur les orteils. Il existe alors un double pied bot très accentué ; la partie qui repose sur le sol est formée seulement par la face plantaire des quatre derniers orteils, le reste de la plante des pieds regarde directement en arrière. Les deux bords du pieds sont écartés du sol, et c'est à peine si le gros orteil arrive à son contact par la pointe ; les deux malléoles externes font une forte saillie. La face dorsale du pied faisant suite à la face antérieure de la jambe regarde directement en avant et en dehors ; à son union avec les quatre derniers orteils, elle forme un sillon assez profond au niveau duquel existent plusieurs plis cutanés.

Le contact du sol détermine le réflexe plantaire.

Nous n'avons à noter aucun trouble dans les fonctions de respiration, de circulation et de digestion. La nutrition générale se fait bien malgré un séjour prolongé au lit ; il existe cependant une certaine pâleur des téguments avec dilatation du réseau veineux sous-cutané, indices d'un certain degré de lymphatisme.

L'enfant est intelligent ; il est très doux, et, particularité qu'il est intéressant de noter, lorsqu'il est couché, si on lui tend la main et qu'on l'invite à la prendre, il se soulève tout d'une pièce ; il semble qu'il soit de bois.

On pratique successivement la section du tendon supérieur du moyen adducteur, du tendon inférieur du biceps et du tendon d'Achille. On opère ensuite le redressement des membres et on exerce une traction permanente allant progressivement jusqu'à 4 kilogrammes, l'enfant étant placé dans une double boîte, analogue à celle dont se sert M. le professeur Duplay, et qui a été représentée dans un mémoire de mon collègue de Larabrie. (Archives générales de médecine. Octobre 1882.

Au bout d'un mois, les membres sont dans l'extension et conservent à peu près la rectitude, mais ils sont toujours raides et la contracture persiste au même degré lorsque l'enfant quitte l'hôpital, le 12 janvier 1883.

Observation II.

(Recueillie par M. P.-E. Launois, interne des hôpitaux).

Le 12 mai 1882, la jeune Heffer, Joséphine, âgée de douze ans, entre à l'hôpital des Enfants-Malades, et est placée salle Sainte-Pauline, n° 8.

Les parents, qui accompagnent leur enfant, racontent qu'à l'âge d'un an celle-ci a eu une fièvre intense et des convulsions qui persistèrent pendant trois mois, se répétant deux à trois fois par jour, et paraissant même quelquefois la nuit. L'enfant, depuis cette époque n'a jamais pu marcher, et ses bras, qui étaient souvent immobilisés au début, ont recouvré la plus grande partie de leurs mouvements.

A plusieurs reprises, la fillette a eu de l'ophthalmie; jamais elle n'a fait de maladie grave, bien qu'elle ait dû rester au lit la plus grande partie du temps.

En l'examinant le jour de son entrée, nous voyons qu'elle est bien développée ; la tête n'est pas très volumineuse l'intelligence est moyenne, la parole un peu saccadée. Les dents sont crénelées, les mouvements de la langue et des lèvres sont libres. Du côté des yeux, on observe, outre la rougeur des paupières, des traces de conjonctivité chronique et un strabisme externe assez marqué du côté droit. Les membres supérieurs sont bien conformés, les muscles ne paraissent pas contracturés. La malade peut jouer, coudre et tricoter. Toutefois, la force musculaire de la main est peu grande, ce dont on s'aperçoit lorsqu'on lui fait serrer un objet.

Les muscles du dos et de la nuque ne sont point atrophiés ; les mouvements du cou cependant sont assez difficiles, et la tête, projetée en avant, présente une raideur tout à fait caractéristique.

Du côté des membres inférieurs, on observe une raideur tout à fait singulière ; les muscles forment des masses dures, ils sont contracturés. Les deux cuisses sont légèrement fléchies sur le bassin, elles chevauchent, et la cuisse droite repose par sa face postérieure sur la face antérieure de la cuisse du côté gauche.

La jambe droite est fléchie sur la cuisse correspondante ; cette flexion se trouve de l'autre côté, mais à un degré moindre. Le pied est plat, légèrement valgus ; la malléole interne fait une forte saillie et l'extrémité inférieure de la jambe est fortement projetée en dedans.

En examinant chacun des groupes musculaires, on sent

que soit à la jambe, soit à la cuisse, ils forment des masses dures et résistantes. Les tendons, et en particulier ceux qui correspondent aux attaches inférieures des muscles de la partie postérieure de la cuisse, se présentent sous la forme de cordes saillantes qui soulèvent les téguments. Il existe un léger épaississement de la peau et du tissu cellulaire au niveau des mollets.

Lorsqu'on applique la paume de la main sous la plante des pieds, on détermine des deux côtés une trépidation qui se propage assez rapidement à tout le membre inférieur. Cette épilepsie spinale est obtenue du côté droit par un léger attouchement. Elle persiste pendant un certain temps après l'application de la main, lorsque l'ébranlement a été donné.

Le réflexe patellaire, déterminé par un choc brusque sur le tendon rotulien, est très exagéré des deux côtés.

La sensibilité est normale; il ne nous a pas été possible de trouver aucune zone d'anesthésie.

Du côté des sphincters, on trouve la conservation du réflexe qui préside à leur contractilité : ils ont conservé leur tonicité. Tontefois, celle-ci est de courte durée, et le besoin est impérieux. Chez ses parents l'enfant pouvait descendre du lit et satisfaire à ses besoins ; à l'hôpital, si on tarde à lui apporter le bassin, elle ne peut retenir ses urines. On s'aperçoit bientôt que l'enfant a des habitudes vicieuses, elle présente, d'ailleurs, une vulvite très intense.

En examinant l'enfant, debout, on voit qu'elle ne peut se tenir sans s'appuyer fortement avec les mains : les membres inférieurs conservent leur chevauchement qui est même exagéré et la tendance à la subluxation de la jambe sur le pied est également plus marquée.

Au bout de quelques instants surviennent des mouvements spasmodiques des jambes : les pieds viennent frapper le plan sur lequel ils reposent, les secousses vont en augmentant et la trépidation se généralise aux deux membres.

La contractilité électro-musculaire est normale.

Le diagnostic ne fut point fait tout d'abord. On crut, en raison même des phénomènes cérébraux qui avaient précédé, à une affection corticale des centres encéphaliques et à une dégénérescence secondaire des faisceaux antéro-latéraux de la moelle.

M. de Saint-Germain, dans le service duquel l'enfant était placé, se proposa de faire l'extension après sections tendineuses multiples. Le 18 mai, l'enfant fut chloroformée. Il nous fut alors possible d'observer un phénomène assez singulier : nous voulons parler de la conservation de l'épilepsie spinale pendant le sommeil anesthésique. La contracture était, d'ailleurs, aussi marquée que pendant l'état de veille. La section tendineuse fut faite au niveau de l'insertion supérieure du moyen adducteur et l'extension fut pratiquée séance tenante.

La malade était en traitement lorsque ses parents voulurent l'emmener le 22 juin 1882.

On conseilla l'iodure de potassium.

Observation III (personnelle).

(Recueillie à l'hôpital des Enfants-Malades, juillet 1882).

La nommée Bichcaud (Berthe), entrée à l'hôpital des Enfants-Malades le 12 juin 1882, est placée salle Sainte-Pauline au n° 19. Son père, qui est maçon, n'a jamais été malade ; mais nous trouvons chez lui des signes non douteux d'alcoolisme. La mère n'a pas fait de maladies graves et il n'y a pas de diathèses dans la famille ; d'autres enfants sont d'ailleurs bien portants.

Les parents racontent qu'ils se sont aperçu de la maladie de leur petite fille alors qu'elle était âgée d'un an et demi, et font jouer un grand rôle à un refroidissement : l'enfant aurait été exposée au froid sur les fortifications.

En examinant la petite malade, nous constatons qu'elle est bien développée, mais très maigre; elle est très craintive et pousse des cris aigus lorsque nous nous approchons d'elle. Elle semble avoir beaucoup souffert et avoir été maltraitée par ses parents.

La face ne présente rien d'anormal, la tête est bien développée, la parole n'est pas gênée; toutefois, l'enfant cause peu.

Les mouvements du cou et des membres supérieurs sont normaux; il n'en est pas de même des membres inférieurs qui présentent une contracture portant sur tous les muscles de la cuisse et des jambes.

Les cuisses, fortement rapprochées, sont en contact par leur face interne; les genoux sont étroitement serrés et il est impossible de passer entre eux le bord cubital de la main sans les avoir préalablement écartés l'un de l'autre, ce que l'on n'obtient qu'en déployant une certaine force.

Les jambes sont fortement fléchies sur les cuisses et forment avec elles un angle très aigu. On sent deux cordes saillantes au niveau des jarrets : elles correspondent aux tendons des muscles fléchisseurs (biceps demi-tendineux, demi-membraneux). Le pied est dans l'extension sur la jambe par le fait de la contracture des muscles du mollet. On détermine de la trépidation épileptoïde en appliquant la main sous la plante des pieds, et ce phénomène est plus marqué du côté droit. Nous n'avons pas pu déterminer exactement s'il existait de l'anesthésie, l'enfant se plaignant chaque fois que nous tentions l'exploration. Il n'y avait ni paralysie du rectum, ni paralysie de la vessie.

M. de Saint-Germain, dans le service duquel l'enfant se trouve, fait plusieurs sections tendineuses aux insertions supérieure du moyen adducteur et inférieure du biceps de la cuisse, puis un appareil à extension est appliqué. On obtient ainsi un certain redressement permanent des membres inférieurs.

L'enfant est emmenée par ses parents le 22 août, et nous n'avons pas pu savoir ce qu'elle est devenue.

Observation IV.

(Recueillie par M. P.-E. Launois, interne des hôpitaux, sept. 1882).

Dans ce cas, il s'agit d'une petite fille de 6 ans que nous avons examinée à la consultation à l'hôpital des Enfants-Malades, et que nous avons pu faire photographier le jour même dans le laboratoire de M. Damaschino.

La contracture occupe surtout les membres inférieurs. Lorsque l'enfant est debout, son attitude rappelle, dans tous ses détails, celle du malade de l'observation I : tout le poids du corps porte sur la pointe du pied, le talon et toute la partie postérieure de la plante étant éloignés du sol.

L'affection remontait à l'enfance et nous n'avons pu recueillir tous les détails nécessaires pour compléter notre observation; aussi, nous bornerons-nous à ces quelques mots, espérant que la photographie suffira pour donner une idée de l'attitude de la petite malade.

Observation V.

(Extraite des Mémoires de M. Onimus, sur la Contracture pseudo-paralytique infantile).

L'accouchement se fit normalement; l'enfant vint au monde sain et parfaitement conformé. Trois mois après sa naissance il fut vacciné, et les pustules de la vaccine devinrent le point de départ d'une plaie qui s'étendit jusque sur l'épaule et qui ne se cicatrisa que deux mois après. Cette plaie n'avait aucun caractère spécifique et, d'un autre côté, il n'y a jamais eu de symptômes syphilitiques.

A cette même époque il survint une forte inflammation des intestins, et on désespéra un moment de la vie de l'enfant. On ne constata aucune convulsion, mais l'enfant eut une convalescence longue, et la dentition se fit très irrégulièrement. A neuf ans, cependant, les mouvements étaient assez vifs et l'enfant se tenait debout lorsqu'on le soutenait légèrement. Peu à peu cependant, on s'aperçut que les membres inférieurs fonctionnaient très mal, et que le bras gauche « se raidissait. » On employa successivement les mercuriaux, l'iodure de potassium, les différents bromures, l'arsenic.

Les effets thérapeutiques furent nuls, mais on arriva à cette conviction que les médications excitantes (hydrothérapie froide par conséquent) eurent toujours de mauvais résultats. Duchenne, de Boulogne, lui-même, fit remplacer l'application des courants induits par celle du courant continu hyposthénisant et défendit le séjour au bord de la mer,

Il n'y eut qu'un peu d'amélioration après les premières séances d'électrisation, en ce sens que l'enfant put se maintenir un peu mieux assis et que l'urine fut mieux gardée.

Aujourd'hui, l'aspect général est des plus caractéristiques. L'enfant qui a quatorze ans et demi, paraît en avoir près de seize; il ne peut se tenir debout qu'en étant légèrement soutenu ou en s'appuyant avec un des bras sur un corps résistant: ses jambes sont repliées et du côté droit il y a un genu valgum. Le bras droit est également plié et la main comme tordue sur le poignet. Sa physionomie n'a rien de particulier quoique, par instants, il y ait une contraction rapide de quelques muscles de la face; les idées sont exprimées avec netteté, mais avec une certaine difficulté et un peu de bégaiement.

Quand on touche les bras ou les jambes, on sent le tissu musculaire dense et contracturé. Il est difficile de bien étendre l'avant-bras sur le bras, ou de mettre les doigts de la main dans un état de souplesse. Pour les jambes, il y a une torsion du pied et un fort équinisme.

Il est difficile d'écarter les jambes, et nous ferons de suite remarquer qu'un caractère typique de cette maladie est une résistance plus ou moins grande que l'on rencontre lorsqu'on veut bien séparer les cuisses.

Tous les mouvements sont possibles, mais ils sont presque toujours incoordonnés, et l'incoordination est d'autant plus grande que le malade s'applique davantage à bien faire ces mouvements. Il est pris souvent, dans ce cas, d'une sorte de chorée, qui cesse dès qu'il ne veut plus faire de mouvements volontaires.

Quand il est debout, les pieds viennent se rejoindre au même point du sol, et, dès qu'il veut faire un pas, la jambe qu'il veut soulever vient butter et s'embarrasser dans la jambe qui reste fixée au sol. Si on maintient les jambes écartées, il peut faire quelques pas, mais on est obligé de lui donner la main ou un appui quelconque; sans cela il perd aussitôt l'équilibre.

Il n'y a ni paralysie de la vessie, ni paralysie du rectum,

mais un spasme qui l'oblige à se présenter dès que l'envie apparaît, car il ne peut dominer longtemps ces besoins. Comme il n'est pas toujours facile de satisfaire rapidement cette envie, il lui arrive d'uriner dans ses vêtements, ce qui a été pris par quelques médecins pour une paralysie de la vessie. Ces symptômes se sont d'ailleurs beaucoup amendés.

L'examen électro-musculaire montre partout que la fibre musculaire n'a subi aucune altération ; dans certaines régions telles que les lombes ou les cuisses, la légère diminution d'excitabilité doit être mise sur le compte de l'inertie musculaire, datant de plusieurs années.

Observation VI.

(Extraite du mémoire de M. Onimus, sur la Contracture pseudo-paralytique infantile).

Une jeune fille âgée de huit ans et paraissant en avoir dix, ne peut marcher que très difficilement ; les deux jambes sont légèrement tournées en dehors et en équinisme, elles sont raides, et pour peu que l'enfant n'y fasse pas attention, en marchant, celle de derrière vient se prendre dans celle de devant. Il y a une diminution générale de la sensibilité tactile, mais augmentation très marquée des mouvements réflexes, et pour la jambe droite, qui est la plus prise, on peut déterminer de la trépidation.

Aucune atrophie musculaire, aucun trouble du côté des voies urinaires et des voies digestives.

Les mouvements des bras, et surtout du bras droit, sont incoordonnés, ou mieux dès que l'enfant veut faire un mouvement volontaire, il y a une série de contractions qui se font dans tous les muscles des membres et qui se traduisent par une sorte d'attaque choréique.

Cette enfant a souffert dans son enfance, et depuis l'âge de trois semaines jusqu'à l'âge de dix mois, elle avait presque tous les jours des convulsions.

La tête a grossi rapidement à l'âge de cinq mois, et le médecin avait diagnostiqué une hydrocéphalie. Il n'y a eu aucun autre symptôme particulier, et cette petite malade a été aussi « propre » que les trois autres enfants de la même mère. Elle a parlé vers l'âge de deux ans, et de suite normalement. Elle n'a commencé à se tenir debout que vers l'âge de deux ans et demi, mais elle manquait d'équilibre, et elle a tout le temps eu un aspect de raideur générale, ses muscles étant « comme de bois ».

Observation VII.

(Extraite du mémoire de M. Onimus, sur la Contracture pseudo-paralytique infantile).

Dans un cas analogue aux précédents, mais même plus bénin, les contractures et les déformations qui en résultent n'étaient nullement apparentes, et l'on ne trouvait, du côté des membres inférieurs, que de la résistance lorsqu'on veut séparer les cuisses, ou lorsqu'on veut donner aux muscles leur extension la plus grande. Pour les bras, les mouvements d'élévation sont un peu bridés, et la difficulté des mouvements normaux n'est réellement bien nette que dans les mouvements délicats, comme ceux que nécessitent le jeu des instruments à musique et l'écriture.

Comme dans les cas même très accentués, il n'y a rien du côté de la vue ni de l'ouïe, mais seulement un regard un peu fixe, ressemblant beaucoup à celui des malades atteints de paralysie agitante.

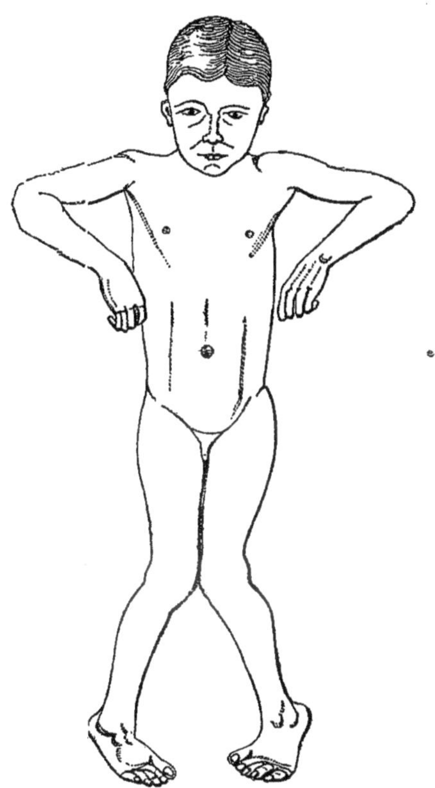

Ce dessin a été fait d'après une photographie du Laboratoire de l'hôpital Laënnec. Il correspond à l'observation I de notre thèse.

INDEX BIBLIOGRAPHIQUE

ONIMUS. — Communication au congrès de Rouen (août 1883) et revue mensuelle des maladies de l'enfance (septembre 1883) : de la contracture pseudo-paralytique infantile.

P.-E. LAUNOIS. — Communication à la Société clinique (Séance du 8 novembre 1883). Sur une forme de contracture observée chez les enfants.

HAMMOND. — Traité des maladies du système nerveux (traduit par Labadie-Lagrave. Paris, 1879).

CHARCOT. — Leçons sur les maladies du système nerveux.

PIERRE MARIE. — De la sclérose en plaques chez les enfants. (Revue de médecine, 10 juillet 1883.)

BROUSSE. — De l'ataxie héréditaire. (Thèse de Montpellier, 1882.)

DIKINSON. — Cases of disseminated sclerosis in Children. (Med. Times and Gaz., 1878, p. 113.)

E.-J. SPARKS. — Notes of a Case of disseminated sclerosis of the brain and spinal chord in a child. (Med. Times and Gaz., 1877, p. 592).

EDIV. WILSON. — A Case of disseminated insular sclerosis. (British med. Journ., 1876, p. 675.)

HUMPHREYS. — Disseminated sclerosis of brain and spinal cord in a child. (Med. Times and Gaz., 1877.).

D[r] H. TEN CATE HŒDEMAKER. — Multiple Herdsklerose im Kindesalter. (Deutsh. Arch. f. klin. Med., 1879, t. XXIII. p. 443.)

CHEALDE. — Med. Times and Gaz., 1878, t. I, p. 139.

BRISTOWE. — Med. Times and Gaz., 1879, 21 juin.

DRESCHELD. — Med. Times and Gaz., 1878, t. I, p. 140.

POLLARD. — Case of disseminated cerebro-spinal sclerosis in a child. (Lancet, 1878, p. 133.)

H. SCHULE. — Weiterer Beitrag zur Hirn Buckenmarks Sclerose, par H. Schüle. (Deutsch. Arch. f. klin. Med., t. VIII.)

Paris. — A. PARENT, imp. de la Fac. de médec., A. DAVY, successeur, 52, rue Madame et rue M.-le-Prince, 14.

296

www.ingramcontent.com/pod-product-compliance
Ingram Content Group UK Ltd.
Pitfield, Milton Keynes, MK11 3LW, UK
UKHW021948260726
13994UKWH00004B/1604